BEI GRIN MACHT SICH IHR WISSEN BEZAHLT

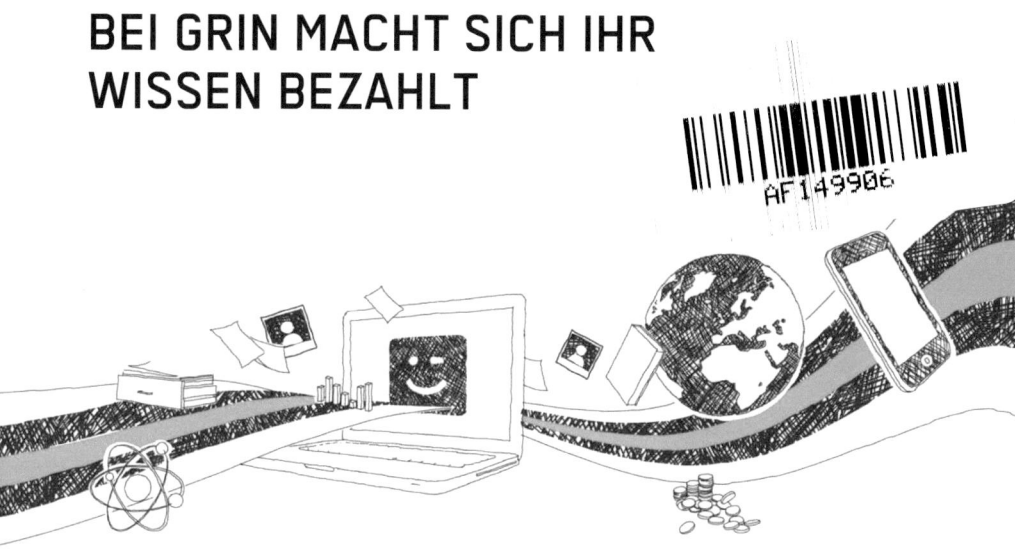

- Wir veröffentlichen Ihre Hausarbeit,
  Bachelor- und Masterarbeit

- Ihr eigenes eBook und Buch -
  weltweit in allen wichtigen Shops

- Verdienen Sie an jedem Verkauf

Jetzt bei www.GRIN.com hochladen
und kostenlos publizieren

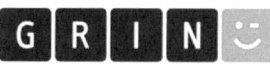

Bärbel Oppermann

Psychologie des Gesundheitsverhaltens. Die Ermittlung der Selbstregulationsfähigkeit

GRIN Verlag

Bibliografische Information der Deutschen Nationalbibliothek:

Die Deutsche Bibliothek verzeichnet diese Publikation in der Deutschen National-
bibliografie; detaillierte bibliografische Daten sind im Internet über http://dnb.d-
nb.de/ abrufbar.

Impressum:

Copyright © 2013 GRIN Verlag GmbH
Druck und Bindung: Books on Demand GmbH, Norderstedt Germany
ISBN: 978-3-656-93229-1

Dieses Buch bei GRIN:

http://www.grin.com/de/e-book/293513/psychologie-des-gesundheitsverhaltens-
die-ermittlung-der-selbstregulationsfaehigkeit

GRIN - Your knowledge has value

Der GRIN Verlag publiziert seit 1998 wissenschaftliche Arbeiten von Studenten, Hochschullehrern und anderen Akademikern als eBook und gedrucktes Buch. Die Verlagswebsite www.grin.com ist die ideale Plattform zur Veröffentlichung von Hausarbeiten, Abschlussarbeiten, wissenschaftlichen Aufsätzen, Dissertationen und Fachbüchern.

Besuchen Sie uns im Internet:

http://www.grin.com/

http://www.facebook.com/grincom

http://www.twitter.com/grin_com

Deutsche Hochschule für

Prävention und Gesundheitsmanagement

Hermann Neuberger Sportschule 3

66123 Saarbrücken

Einsendeaufgabe

Fachmodul: Psychologie des Gesundheitsverhaltens

Studiengang: Gesundheitsmanagement

Version Studienbrief: Februar 2012, v7.0

(Datum des Vorwortes, Versionsnummer in Fußzeile des Studienbriefes)

Name, Vorname: Oppermann, Bärbel

Studienort: **Kelsterbach**

Semester: **WS 12**

Zusammenfassung: Im Rahmen eines Personaltrainings wird die Selbstregulationsfähigkeit ermittelt. Zu Beginn wird der Begriff Selbstregulation definiert. Auf Grundlage dieser Definition erfolgt eine Liste mit Merkmalen, anhand derer die Ausprägung der Selbstregulation bei Klienten beurteilt werden kann. Anhand eines Fragebogens wird dann die spezifische Kompetenzerwartung (auch Selbstwirksamkeitserwartung) erfasst und erprobt. In einem zweiten Schritt erfolgt dann die Konzentration auf die Intentionsphase bis zur Zielbildung eines Programms zur Ernährungsumstellung. Hierbei werden die wesentlichen Aufgaben der Intentionsphase erfasst sowie eine Checkliste mit konkreten Fragen erstellt, anhand derer die persönlichen Beweggründe der geplanten Verhaltensänderung hinterfragt werden können. Hierbei wird auf die methodische Vorgehensweise sowie das Kosten-Nutzen-Verhältnis im Rahmen der Beratung eingegangen. Am Schluß wird am Beispiel einer übergewichtigen Person das Transtheoretische Modell (TTM) zur Verhaltensänderung beschrieben.

Aufgabe 1.1)

Unter der Selbstregulationsfähigkeit wird die Fähigkeit eines Menschen verstanden, **sich selbst und sein Leben eigenständig** zu gestalten und zu organisieren. Jeder Mensch hat eigene Vorstellungen, wie sein Leben sich entwickelt und bildet im Laufe der Zeit durch seine Erfahrungen und Erlebnisse individuelle Eigenschaften und Fähigkeiten. Positive Erfahrungen helfen dabei, den eigenen Entscheidungen zu vertrauen und Ziele, die man sich vornimmt auch gegen Widerstände von außen zu bewältigen. Eine gute Selbstregulationsfähigkeit unterstützt die Person dabei, die gesetzten Ziele **selbstständig** durch entsprechende zielgerichtete Handlungen zu erreichen. Diese Personen werden sich in der Regel weniger von außen bestimmen oder beeinflussen lassen und handeln von innen heraus zielgerichtet und halten ein Verhalten auch bei widrigen Umständen oder Schwierigkeiten aufrecht. (Pieter, 2012, S. 99 ff.)

Aufgabe 1.2)

Tab. 1: Merkmale zur Beurteilung der Selbstregulationsfähigkeit (eigene Darstellung)

Merkmale	gut	weniger gut
Selbstvertrauen		
Entscheidungsfreude		
Durchsetzungsfähigkeit		
Zielstrebigkeit		
Durchhaltevermögen		
Beharrlichkeit		
Ausdauer		
Entschlossenheit		
Kritikfähigkeit		

Aufgabe 1.3)

Tab. 2: Fragebogen zur Selbstwirksamkeitserwartung (eig. Darstellung, modifiziert nach Schwarzer)

Frage/Punktewert	stimmt nicht 1	stimmt kaum 2	stimmt eher 3	stimmt genau 4
Ich traue mir zu, auch bei Stress nicht in „alte Essgewohnheiten" zu verfallen				
Ich traue mir zu, auch bei Rückfällen, meinen neuen Weg der gesunden Ernährung beizubehalten.				
Ich vertraue darauf, dass ich auch bei Essens-Einladungen nicht „über die Stränge schlage" und auch „nein" sagen kann				
Ich traue mir zu, auch einmal etwas auf dem Teller übrig zu lassen.				
Es bereitet mir keine Schwierigkeiten beurteilen zu können, welche Speisen/Nahrungsmittel gesund sind und welche nicht.				
Wenn ich einen schlechten Tag habe, kann ich mich selbst motivieren, nicht in alte Gewohnheiten zu verfallen.				
Mir wird es gelingen, in der vorgesehenen Zeit das gewünschte Gewicht zu erreichen.				
Mir wird es gelingen, in Rückfällen selbständig Unterstützung durch ein Partner oder Freunde einzuholen.				
Welches Hindernis sich mir auf dem Weg zur Umstellung meiner Ernährung auch zeigt, ich traue mir zu, es zu überwinden.				

Aufgabe 1.4)

Tab. 3: Auswertung Punkteverteilung der Umfrage zur Selbstwirksamkeit (eigene Darstellung)

Aussage	Punktewertverteilung Gesamt
Stimmt nicht	4
Stimmt kaum	16
Stimmt eher	42
Stimmt genau	76

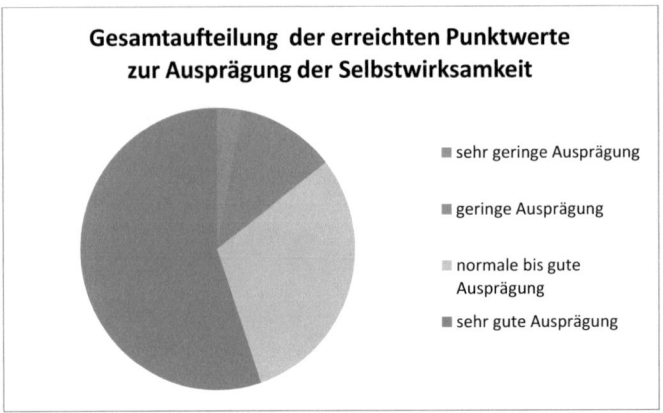

Abb. 1: Grafische Auswertung Punkteverteilung der Umfrage zur Selbstwirksamkeit (eigene Darstellung)

Aufgrund der deutlich überwiegend positiv eingestellten Antworten der befragten Personen liegt nach Ansicht der Autorin eine gute Selbstwirksamkeit in der Gruppe vor. Nach Analyse der Antworten mit der Aussage „stimmt nicht" und „stimmt kaum" geht es hauptsächlich um das Verhalten bei Stress, Rückschlägen und dem Thema auf Feiern auch einmal „Nein" sagen zu können. Hier wird es darum gehen, Strategien zu entwickeln, wie hier vorbeugend eingegriffen werden kann. Das Vertrauen auf die eigene Person auch bei Hindernissen das gewünschte Ziel zu erreichen, liegt bei allen im positiven Bereich. Alle trauen sich die Verhaltensänderung zu.

Aufgabe 2.1)

In der Intensionsphase wird nach den Motiven und Beweggründen für eine Verhaltensänderung - in diesem Fall eine Ernährungsumstellung - gefragt. Das Ziel dieser Phase ist letztendlich die konkrete und auch realistische sowie eigenständige Formulierung des Ziels, welches dann durch Erarbeitung der entsprechenden Handlungen die Erreichung des Ziels vorgibt. Die wesentlichen Aufgaben in dieser Phase sind:

- die Feststellung der auslösenden Beweggründe und das Bewusstmachen der Motive und somit auch des gesundheitsschädigenden Verhaltens (hier z. B. Fast Food, keine regelmäßigen Mahlzeiten etc.).

- Hierbei ist darauf zu achten, dass nicht der „mahnende Zeigefinger" gezeigt wird, sondern dass die Person selbst ihr Risikoverhalten erkennt und benennt. Durch gezielte Fragen kann der Kunde selbst aus dem vom Berater dargestellten Angebot erkennen, welche Angebote ihm dabei helfen, das gewünschte Ziel zu erreichen (z. B. die Teilnahme an den vom Studio angebotenen Wochenendseminaren zum Thema Gesunde Ernährung oder ein Training welches auf Fettverbrennung ausgerichtet ist).

- Hilfestellung bei der Intentionsbildung durch Berücksichtigung der individuellen Bedingungen (soziales Umfeld, materielle Möglichkeiten) sowie bei der Kosten-Nutzen-Abwägung in Bezug auf die Verhaltensänderung.

- Bekräftigen der eigenen Stärken und Möglichkeiten (der Selbstwirksamkeitserwartung) in Bezug auf die geplante Verhaltensänderung.

- Unterstützung der Eigenständigkeit und Selbstregulationsfähigkeit.

- Unterstützung bei der Formulierung des Ziels und der Erarbeitung der einzelnen Schritte und Teilzeile bis zur Erreichung des Ziels.

(Pieter, 2012, S. 224)

Aufgabe 2.2)

Frage	Antwort
Gab es einen auslösenden Moment, der Sie dazu veranlasst hat, Ihre Ernährung umzustellen?	
Was erhoffen Sie sich von der Ernährungsumstellung?	
Kam der Wunsch aufgrund eines inneren Bedürfnisses zustande oder hat Ihnen jemand von außen den Anlass gegeben (z. B. der Hinweis eines Arztes)?	
Gibt es jemanden in Ihrem Familien- oder Freundeskreis, der Sie unterstützt in Ihrem Vorhaben?	
Haben Sie schon einmal etwas in dieser Richtung unternommen (z. B. eine Diät o. ä.)? Wie ging es Ihnen dabei, wie haben Sie sich gefühlt?	
Welche Voraussetzungen müssen Ihrer Meinung nach vorliegen, damit die Ernährungsumstellung erfolgreich verlaufen kann?	
Wie beeinflusst Ihr „Problem" Sie und Ihren Alltag?	
Welches sind die größten Hindernisse, die Sie überwinden müssen, um das gewünschte Verhalten zu erzielen?	

Abb. 2: Checkliste der persönlichen Beweggründe einer Verhaltensänderung (eigene Darstellung)

Aufgabe 2.3)

Eine Verhaltensänderung, die sich vielleicht über Jahre etabliert hat, stellt an einer Person eine große Herausforderung dar. Um einen Überblick über die vielfältigen Aufgaben und Anforderungen plastisch darstellen zu können, hat sich die Möglichkeit des Mind-Mapping bewährt. Hierbei werden mit dem Kunden zusammen wie bei einem Brainstorming/einer Ideensammlung auf der Grundlage einer Baumstruktur alle Handlungsfelder (wie z. B. Beruf, Kinder, Hausarbeit, etc.) mit einem dafür benötigten zeitlichen Rahmen belegt. Das neue Handlungsfeld „Ernährungsumstellung" wird hier ebenfalls berücksichtigt. Hierdurch kann der Kunde erkennen, welchen Zeitrahmen er zur Verfügung hat und wie er mit realistischen Schritten die gewünschte Verhaltensänderung in seinen Alltag integriert. Oft wird hier erst erkannt, welche Dimension die Umstellung des Verhaltens hat. Für den Berater ergeben sich hier viele Anknüpfungspunkte für die gemeinsame Erarbeitung von Prioritäten und die frühzeitige Erkenntnis von eventuellen Barrieren und deren Gegensteuerung und Kompensation.

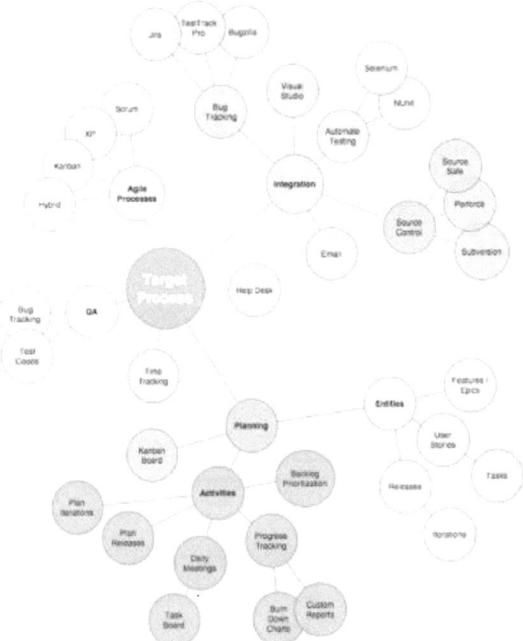

Abb. 3: Beispiel für ein Mind-Mapping, (http://www.targetprocess.com/agileproductblog/wp-content/uploads/2009/08/tp_mindmap.png)

Es wird von der Autorin empfohlen, die erste Grob-Erstellung dieser Ideensammlung zusammen mit dem Kunden in einem Einzelgespräch durchzuführen. In diesem Gespräch wird dem Kunden die Vorgehensweise erklärt und aufgezeigt, auf welche Punkte es ankommt. Eine erste grobe Sammlung unter Zuhilfenahme eines Flipcharts sollte bei diesem Termin erfolgen. Für die einzelnen Hauptfelder können auch farbige Moderationskarten zu Hilfe genommen werden. Durch eine Hausaufgabe, die der Kunde selbst noch einmal zu Hause vervollständigt, muss sich der Kunde nochmals mit den einzelnen Hauptfeldern wie z. B. dem „Zweig" Familie auseinandersetzen. Hierbei sind ihm die farbigen Moderationskarten eine Hilfestellung. Die Aufgabe wird es dann sein, diese Hauptfelder in weitere Unterteilungen (in der Baumstruktur die kleinen Nebenäste) wie am Beispiel Familie in gemeinsame Mahlzeiten, Übernahme von Pflegearbeiten für Großeltern, Beförderung der Kinder zur Schule/zum Sport/zur Nachhilfe etc. zu unterteilen. In einem zweiten Einzeltermin können dann die gewählten Handlungsfelder und die vergebenen Zeiten und Prioritäten geprüft und evtl. angepasst werden. Diese Diskussion wird von der Autorin in einer Einzelberatung durchgeführt. Nach Meinung der Autorin sind diese Punkte schwer in einer Gruppe zu diskutieren, da es auch Handlungsfelder geben kann, die der Kunde nicht öffentlich in einer Gruppe besprechen möchte. Welchen Rang z. B. die Familie oder der Beruf in der jeweiligen Hierarchie des Kunden einnimmt ist eine rein individuelle Bewertung, die sich schlecht in einer großen Gruppe diskutieren lässt. Der Vorteil des Einzelgespräches ist, dass der Kunde sich offen äußern kann, ohne dass er das Gefühl hat, sich für seine Entscheidungen in der Gruppe rechtfertigen zu müssen.

Aufgabe 2.4)

Zur Ermittlung der Kosten-Nutzen-Rechnung für die Änderung des Ernährungsverhaltens kann das Modell der Kosten-Nutzen-Waage genutzt werden. Hierbei werden die jeweiligen Nachteile sowie die Vorteile einer Ernährungsumstellung mit kg-Werten versehen um dann festzustellen in welche Richtung die Waage ausschlägt. Die Autorin würde dies zusammen mit dem Kunden in einem Einzelgespräch durchführen. Auch hier kann das Flipchart als Arbeitsmittel genutzt werden. Ein Ergebnis könnte so aussehen:

Nachteile	Vorteile
kostet Geld (8 kg)	bessere Blutwerte (8 kg)
Zeitaufwand (10 kg)	bessere Figur (8 kg)
mühsam (8 kg)	bessere Fitness (5 kg)
Verzicht auf alte	bessere Konstitution (5 kg)
Gewohnheiten (8 kg)	geringeres Krankheitsrisiko (8 kg)
	Gefühl einer besseren Akzeptanz (8 kg)
34 kg	**42 kg**

Abb. 4: Beispiel einer Aufteilung der Kosten-Nutzen-Waage (eigene Abbildung)

Die Waage wird in diesem Beispiel zum Vorteil einer Ernährungsumstellung ausschlagen. Für den Berater sind die Einstellungen, Gedanken und Absichten des Kunden wichtig. Durch gezielte Fragen wie z. B.

- Was sind die treibenden Hauptgründe für die Veränderung?
- Welche Barrieren können die Verhaltensänderung hemmend beeinflussen?

können Vor- und Nachteile gesammelt werden. Hierbei kann schon vorbereitend auf die Nachteile und die damit verbundenen Barrieren eingegangen werden. Lösungen können so schon im Vorfeld erarbeitet werden.

Ebenfalls geeignet ist das Konsequenzsummenspiel. Hierbei werden die kurzfristigen Folgen einer Beibehaltung des Verhaltens den kurzfristigen Folgen einer Veränderung des Verhaltens gegenübergestellt sowie die langfristigen Folgen einer Beibehaltung des Verhaltens den langfristigen Folgen der Veränderung des Verhaltens.

Die Autorin veranschaulicht dies am Beispiel einer Ernährungsumstellung auf gesündere Kost

Tab. 4: Vierfelderschema der Kosten-Nutzen-Analyse (eigene Darstellung)

Folgen	Beibehaltung	Veränderung
kurzfristig	Wohlgefühl bei z. B. dem Essen von Schokolade bei Problemen	Fehlendes Völlegefühl, Stolz, nicht nachgegeben zu haben
langfristig	Gewichtszunahme schlechte Blutwerte fehlende Kondition	Gewichtsabnahme optimale Blutwerte bessere Fitness

Aufgabe 2.5)

Ziele sollten nach der SMART-Formel (Piter A., 2012, S. 233) formuliert werden. Dies bedeutet S = spezifisch, M = messbar, A = attraktiv, R = realistisch, T = terminiert. Das Ziel muss demnach unmissverständlich, messbar, erstrebenswert sowie erreichbar und mit genauen Zeitangaben (eventuell auch mit Teilzielen) versehen sein. Zu beachten sind dabei, dass hier eher Hin-zu-Werte (z. B. gesunde Ernährung macht fit und attraktiv) als Grundlage dienen sollten, da diese als positive Reize wahrgenommen werden, im Gegensatz zu Weg-von-Werten die einen negativen Ursprung haben (z. B. schlechte Ernährung macht dick und unansehnlich).

Die Autorin empfiehlt hier Teilziele zu setzen. Diese könnten sein:

Ich werde nach dem Wochenendseminar am nächsten Wochenende zum Thema „Gesunde Ernährung" meine Ernährung umstellen, so dass sich innerhalb von 6 Wochen mein Gewicht um 4 kg verringert hat. Gleichzeitig werde ich durch die Teilnahme an den Kursen Bauch-Beine-Po am Dienstag, Spinning am Donnerstag und sowie dem Lauftreff am Samstag meine Kondition so verbessert haben, dass ich an dem in 10 Wochen stattfindenden 5 km-Lauf teilnehmen kann.

Aufgabe 3.1)

Ausgangssituation: Alter 47 Jahre, weiblich, ledig, 1 Kind, 85 kg, Raucherin, erhöhte Cholesterinwerte.

Aufgabe 3.2)

Tab. 5: Stufen der Verhaltensänderung nach TTM (eigene Darstellung, modifiziert nach Velicer et al., Prochaska/DiClemente/Norcross)

Stufe	1. Absichtslosigkeit	2. Absichtsbildung	3. Vorbereitung	4. Handlung	5. Aufrechterhaltung
Verhalten	Keine Absicht, das derzeitige Verhalten zu ändern, Verdrängung der Konsequenzen	Problem wird bewusst. Es wird erwogen, das Verhalten zu ändern. Person kann sich aber noch nicht zu einer Handlung entschließen	Erste Schritte zur Verhaltensänderung wurden eingeleitet. Erste Angebote wurden angeschaut. Die Person traut sich zu, die Verhaltensänderung auch umsetzen zu können	Zielverhalten wird ausgeführt	Zielverhalten wird beibehalten
Zeitraum	Keine Änderung innerhalb der nächsten 6 Monate	Verhaltensänderung wird innerhalb der nächsten 6 Monate erwogen	Zielverhalten innerhalb der nächsten 6 Monate wahrscheinlich	Zielverhalten besteht seit 6 Monaten	Zielverhalten wird seit mehr als 6 Monaten beibehalten

Bei der Verhaltensänderung auf der Grundlage von dem von Prochaska und DiClemente entwickelten Modell TTM durchläuft eine Person während des Prozesses 5 Stufen. Diese 5 Stufen sind alle zu durchlaufen. Es kann nicht mit der neuen Stufe begonnen werden, bevor die vorherige Stufe noch nicht abgeschlossen ist. Eine Wiederholung der Stufen - z. B. bei einem Rückfall in alte Verhaltensweisen - ist allerdings möglich.

In der ersten Stufe **„der Absichtslosigkeit"**, wird diese Person ihr Verhalten nicht ohne eine aktive Intervention ändern.

Strategien zur Unterstützung: Hier könnte ein Hinweis durch einen Arzt oder Freunde oder auch z. B. ein Erlebnis (Person kommt verspätet an den Bus und verpasst diesen, da sie nicht die Kondition hat, die kurze Strecke zum Bus zu rennen) ein auslösendes Moment sein.

Beispiele: Unterstützend können hier Hinweise auf die positiven Seiten einer gesunden Ernährung sein. Auch Werbung und Angebote zu Informationsveranstaltungen (Tag der freien Tür etc.) können auf das Thema sensibilisierend wirken.

Die zweite Stufe symbolisiert „**die Absichtsbildung**". In dieser Stufe beschäftigt sich die Person mit dem Abwägen von Vor- und Nachteilen neuer Verhaltensweisen. Dieser Gedanke verfestigt sich, da auch über die Vorteile einer Handlungsänderung nachgedacht wird. Es wird abgewägt, ob es sich „lohnt" mit einer Änderung zu beginnen. Diese Stufe sowie die Stufe der Absichtslosigkeit bilden die stabilsten Stufen in diesem Konzept und die Person könnte für Jahre in einer dieser Stufe verharren.

Strategien zur Unterstützung: Eine Unterstützung könnte hier das Bewusstmachen der Hin-zu-Werte sein. Die Person sollte von alleine auf die positiven Merkmale der Verhaltensänderung kommen. Freunde oder Familie könnten Hinweise auf entsprechende Seminare oder Literatur zu dem Thema Ernährung geben.

Beispiele: Hier können Informationsveranstaltungen oder ein Tag der offenen Tür sowie Werbung über verschiedene Medien über das Angebot z. B. eines Studios aktivierend wirken.

Die dritte Stufe befasst sich bereits mit „**der Vorbereitung**". Die Person hat sich vielleicht ein Studio ausgesucht, welches sowohl Angebote im Bereich der Bewegung sowie begleitende Beratung im Bereich der Ernährung anbietet. Es ist der Punkt überschritten, in dem die positiven Seiten der Verhaltensänderung - der Lösung des Problems - überwiegen und die Waage sich hin zur Verhaltensänderung bewegt hat. Die Person überschreitet den Rubikon („es gibt kein Zurück mehr").

Strategien zur Unterstützung: Hier sind konkrete Hinweise, wie die Verhaltensänderung in Angriff genommen werden kann, hilfreich. Hier beginnt die Unterstützung des handlungsorientierten Veränderungsprozesses welche bis zum Ende besteht. Stärkung der Selbstwirksamkeit.

Beispiele: Dies könnte durch eine persönliche Eingangsberatung oder ein auf die Person ausgerichtetes Informationsgespräch sein. Auch Werbung über verschiedene Medien oder auch ein Tag der offenen Tür können hier den Ausschlag geben. Angebote von besonderen Einstiegs- oder Einsteigerkursen.

Die vierte Stufe ist gekennzeichnet von „der Handlung". Dies ist die aktivste Stufe der Verhaltensänderung. Die Person hat schon erste Veränderungen in ihrer Ernährung umgesetzt, hat schon (seit mindestens 1 Tag, aber weniger als 6 Monate) an den ersten Trainingstagen (z. B. Bauch-Beine-Po-Kurse oder Training an den Geräten) teilgenommen und ist dabei, das neue Verhalten in die Routine/in den Tagesablauf zu integrieren. Aufgrund des im Gegensatz zu vorher hohen Zeitaufwands ist in dieser Phase das Risiko eines Rückfalls in „alte Gewohnheiten" und ein Wechsel wieder in die vorherige Stufe am größten. Hierbei ist es wichtig, stabilisierende und unterstützende Bedingungen zu schaffen. Dem Kunden sollte vor Augen geführt werden, was er denn schon alles richtig macht und ihn somit weiter bekräftigen in seinem Vorhaben.

Strategien zur Unterstützung: Unterstützend kann hier das Angebot sein, die neuen Verhaltensweisen in einer Gruppe zu festigen. Viele Menschen lassen sich von einer Gruppe und den „Leidensgenossen" mitziehen und man unterstützt sich bei eventuellen schwachen Momenten. Wichtig ist hier auch, das private Umfeld der Person zu kennen, um hier eine Unterstützung z. B. durch den Partner zu fördern. Anleitung zur Selbstbefragung, um auch hier Strategien (z. B. mit dem Einsatz von Mind-map) für mögliche Barrieren entwickeln zu können sind in dieser Stufe wichtig. Auch diese Strategien könnten in einer Gruppenarbeit gesammelt und erarbeitet werden. Eigene Ideen des Kunden sollten mit in das Programm aufgenommen werden, der Kunde sollte ernst genommen und kundenzentrierte lebensnahe Hilfestellungen gegeben werden.

Beispiele: Bewegungs-Tagebuch, Ernährungs-Tagebuch, Gruppenübungen/Gruppentreffen (Peer-Groups).

Die fünfte und letzte Stufe symbolisiert „die Aufrechterhaltung". In dieser letzten Stufe wird die hauptsächliche Herausforderung in der Beibehaltung der neuen Verhaltensänderung liegen. Das Zielverhalten ist weiterhin stabil zu halten. Diese Stufe kann bis ins hohe Alter hinaus bestehen bleiben. Es wird darum gehen, Rückfälle zu verhindern oder Strategien zu entwickeln Rückfälle zu kompensieren.

Strategien zur Unterstützung: Dies kann durch einen permanenten Abgleich zwischen den negativen Auswirkungen eines Abrutschens in alte Verhaltensmuster und den positiven Auswirkungen des neuen Verhaltens unterstützt werden.

Kritische Situationen sind zu bewerten und neue Strategien für den Umgang mit Misserfolgen und deren Prophylaxe sind zusammen mit der Person zu finden.

Beispiele: Bewegungs-Tagebuch, Ernährungs-Tagebuch, Gruppenübungen/Gruppentreffen (Peer-Groups). Techniken der Selbstregulation vermitteln (in Einzelgesprächen) mit dem Ziel einer Erarbeitung von Ersatzmaßnahmen wie z. B. das Auftauchen eines STOPP-Schildes bei Abgleiten in alte Verhaltensweisen. Durch das Stoppschild wird die Initiierung des neuen Verhaltens wieder ausgelöst. Hierbei sind diese Abläufe durch mentales Training so zu verinnerlichen, dass dieses automatisiert abläuft, ohne dass der Kunde groß darüber nachdenkt.

Literaturverzeichnis

Pieter, A. (2012). *Studienbrief Psychologie des Gesundheitsverhaltens, v7.0.* Unveröffentlichte Studienmaterialien. Saarbrücken: Deutsche Hochschule für Prävention und Gesundheitsmanagement.

Schwarzer, R. (2004). *Psychologie des Gesundheitsverhaltens.* Hogrefe, Göttingen.

Schwarzer, R. (2000). *Stress, Angst, Handlungsregulation.* Kohlhammer Verlag, Stuttgart.

Velicer, W.F. et.al. (1998). *Smoking cessation and stress management: Applications of the Transtheoretical model of behavour change. In: Homeostatis 38.*

Tabellenverzeichnis

Abbildungsverzeichnis